AF297942

APERÇU GÉNÉRAL

SUR

LES EAUX DE BAGNÈRES-DE-BIGORRE

PAR

M. le Docteur DEJEANNE

Médecin-inspecteur de Bagnères-de-Bigorre.

APERÇU GÉNÉRAL

SUR

LES EAUX DE BAGNÈRES-DE-BIGORRE

PAR

M. le Docteur DEJEANNE

Médecin-inspecteur de Bagnères-de-Bigorre.

(Extrait de la *Revue médicale et scientifique d'Hydrologie et de Climatologie pyrénéennes*, n° 25, du 25 février 1887.)

APERÇU GÉNÉRAL

SUR

LES EAUX DE BAGNÈRES-DE-BIGORRE [1]

Messieurs,

M. Dumoret a déjà énuméré devant vous la plupart des sources de notre station. Les griffons de quelques-unes d'entre elles ont été rendus accessibles à votre examen, et demain vous pourrez voir la nappe du *Grand-Bain*, dont le captage a été dû en grande partie aux conseils de M. Garrigou; vous verrez aussi les roches d'où émergent *Saint-Roch*, la *Rampe* et le *Dauphin*, captés sous la direction de M. François. Le griffon de cette dernière source est peut-être le plus intéressant de tous; l'eau, à 49º, s'échappe à flots à travers une brèche calcaire par une large fente ou faille, dont la direction est sensiblement parallèle, d'après ce que m'ont assuré plusieurs géologues, à la grande direction générale des Pyrénées.

1. Lecture faite à Bagnères-de-Bigorre devant les membres du Congrès d'hydrologie et de climatologie de Biarritz, le 11 octobre 1886.

Vous remarquerez aussi les différences que présentent à leur issue le *Dauphin* et la *Rampe*. Cette dernière source sort de la roche par plusieurs orifices ; l'eau semble pour ainsi dire se tamiser. Elle émane évidemment de la masse commune, mais elle filtre à travers les fissures de la roche, traverse des couches argileuses, devient onctueuse et se refroidit en séjournant à la surface du sol. Ainsi se forment dans des grottes, le *Foulon*, le *Platane* et les *Yeux*. Cette différence dans le mode de production de ces dernières sources, qui amène un abaissement dans leur calorique initial, rend peut-être compte de la modification de leurs propriétés quand on les compare aux sources qui présentent au griffon une température élevée.

Les divers points d'émergence se trouvent, d'après les géologues, sur le terrain crétacé inférieur ou sur le jurassique supérieur. Si la roche en effet semble en général appartenir au terrain crétacé, elle revêt sur certains points les caractères du jurassique, elle est fétide, ainsi que vous pourrez le constater en arrière des thermes.

La présence de l'ophite a été signalée dans ces terrains. *Salies* et la *Reine* sourdraient au-dessus d'un dick d'ophite, roche encore environnée de mystères, qui se trouve au voisinage de plusieurs eaux minérales, semble avoir des connexions intimes avec elles, et même, selon les recherches récentes de MM. Du Boucher et Thore, serait produite par leurs dépôts. (*Bulletin de la Société de Borda*, 1886, pp. 181, 186.)

Il serait intéressant de connaître dans quel terrain les eaux de pluie, en s'enfonçant dans le sol, puisent leurs principes minéralisateurs. Nous avons eu la bonne fortune de nous entretenir de ce sujet avec M. Jacquot, inspecteur général des mines. D'après ce savant géologue, nos eaux et leurs analogues se formeraient dans le trias. Ce terrain, qui renferme souvent dans sa couche marneuse le gypse et le sel marin, donnerait l'explication de la composition de nos eaux. Dans un travail récent, M. Jacquot signalait la présence du trias sur notre montagne du Bédat. (*Comptes rendus des séances de l'Académie des sciences*, 21 juin 1886.)

M. le Dr Garrigou a soutenu la même opinion. (Voir *Revue médicale et scientifique d'hydrologie et de climatologie pyrénéennes*, n° 49, 10 janvier 1885.)

J'ai hâte de laisser ces questions géologiques, à l'égard desquelles je reconnais mon incompétence. J'ajouterai encore qu'au nord de la ligne tracée par les points d'émergence de *Salies,* de la *Reine* et du *Dauphin,* le sol ne renferme plus trace d'eau minérale.

Si nous examinons la composition de nos eaux d'après le groupement hypothétique de leurs éléments, nous voyons que le sulfate de calcium forme les deux tiers du résidu total, qui est environ de 2 grammes et demi par litre d'eau. Viennent ensuite le sulfate de magnésium, 0,30; le chlorure du sodium, 0,20 centigrammes. Je passe sous silence les sulfates et carbonates en proportion moindre, ainsi que les nombreux métaux et métalloïdes dont M. Garrigou a recherché et trouvé les traces. Je dirai cependant que le fer et l'arsenic s'y trouvent à dose pondérable, et le zinc, le plomb, le cuivre en quantités fort appréciables.

Comparons les dernières analyses de nos sources avec celle que M. S. Cotton, chimiste à Lyon, a faite des eaux de Louèche, en 1878-1879; nous remarquerons les plus grandes ressemblances, non seulement dans la quantité du résidu total qui est absolument la même, mais encore dans la proportion des principaux éléments, qui est sensiblement identique dans les deux eaux.

Je m'étendrai peu sur la climatologie de notre ville, qui a eu le bonheur de trouver un observateur remarquable dans un de ses hôtes, M. Maxwel-Lyte.

M. le Dr Gandy a lu à Biarritz un travail qui confirme et résume les résultats assignés par Ganderax, Maxwel-Lyte, Turon, etc. Je dois à l'obligeance de mon confrère et ami la communication des conclusions auxquelles il est arrivé en contrôlant les travaux de ses prédécesseurs par ses propres recherches.

Nous avons déjà vu ou vous verrez que notre ville s'appuie contre l'extrémité nord d'un contrefort avancé des Pyrénées qui la protège à l'ouest.

Altitude, 550 mètres; pression barométrique moyenne, 714^{mm} descendant rarement au-dessous de 700^{mm} et s'élevant exceptionnellement au-dessus de 720^{mm}.

La moyenne thermique de Bagnères est de 11°37 (1°65 de

moins que la moyenne de Pau). Moyenne de l'hiver, 5°21 ; du printemps, 10°48 ; de l'été, 17°70 ; de l'automne, 10°29.

Minimum en hiver, — 11° ; maximum en été, + 30°.

La température de la journée médicale varie de 2° à 3°.

Moyenne hygrométrique 69 (même chiffre que pour Pau).

Le nombre moyen des jours de pluie est de 120, et la quantité de pluie qui tombe dans le même espace de temps est de 1,262ᵐᵐ (chiffre qui ne diffère pas sensiblement de celui de Pau).

Selon la remarque de M. Maxwell-Lyte, cette pluie abondante tombe surtout au printemps et trouve un écoulement facile grâce à la pente et à la porosité du sol.

Je tiens à mettre en relief une importante observation due à M. Maxwell-Lyte. Nous la citons textuellement :

« Le climat d'hiver de cette ville est particulièrement re·marquable de novembre en avril par le calme complet de l'atmosphère, à l'exception de quelques coups de vent amenés par la formation des orages. L'été, au contraire, la vallée est traversée par deux courants constants et alternatifs qui la parcourent dans deux directions diamétralement opposées dans les vingt-quatre heures. La marche de ces courants est tellement régulière et le changement de direction si invariable qu'on pourrait par leur observation seule déterminer l'heure. Ainsi, de quatre heures trente minutes du matin à sept heures trente minutes du matin, le vent souffle de la *montagne,* c'est-à-dire du Sud au Nord[1]. De sept heures trente minutes du matin à neuf heures trente minutes du matin, calme complet qui arrive presque subitement. De neuf heures trente minutes du matin à cinq heures du soir, brise du Nord au Sud. A ce moment survient presque subitemeut encore un deuxième calme qui se continue jusqu'à huit heures du soir. Le *vent de la montagne* recommence à se faire sentir à cette heure ; le courant descendant se rétablit et se maintient jusqu'à onze heures du soir. A cette brise succède un troisième calme qui dure

---

1. Il est extrêmement important de ne pas confondre le vent dont nous parlons et dont la formation est toute locale avec le vent du Sud ou *d'autan,* dont nous parlerons plus loin, qui se forme au loin au Midi et qui se dirige dans une direction à peu près identique à celle du vent de la *montagne* dont il est ici question.

jusqu'à quatre heures du matin. On comprend que ce double courant journalier doit nécessairement balayer toutes les impuretés de l'atmosphère et avoir pour résultat de rendre entièrement pur l'air de la ville et de la vallée. » (*Climat de Bagnères sous le rapport hygiénique,* par M. Maxwell-Lyte, chimiste anglais. — Bagnères, imprimerie J. Cazenave.)

En somme, notre station peut recevoir des malades toute l'année. Le plus mauvais mois est le mois de mars, à cause de la fréquence des rafales et des bourrasques.

On a ainsi résumé le caractère des saisons :

L'hiver est court, le printemps pluvieux, l'été tempéré et l'automne doux.

Les considérations géologiques et chimiques qui précèdent s'appliquent aux sources de l'intérieur de la ville. Les plus abondantes ont une température élevée : *Salies,* 50°8; *Platane,* les *Yeux,* 33°; *Foulon,* 35°5, mais la composition chimique de ces sources ne diffère pas sensiblement.

Vous visiterez demain l'établissement de *Salut,* dont les trois sources à 32°, 32°5 et 33° émergent du terrain jurassique, mais par leur température, leur minéralisation plus faible (le résidu total ne s'élève qu'à 1gr50 par litre d'eau), la proportion relative des éléments (s'il faut ajouter foi aux résultats d'analyses déjà bien anciennes) et aussi par leur action thérapeutique, elles se détachent nettement de nos sources de la ville, de celles surtout qui ont une température élevée, telles que *Salies, Dauphin* et *Cazaux.* Elles se rapprochent davantage du *Platane* et des *Yeux,* dont la température au griffon s'éloigne peu de la leur.

Salut doit à tous égards, selon nous, former un groupe distinct et pour ainsi dire une station à côté de la station de la ville.

On peut établir les divisions suivantes :

I. — Sources sulfatées calciques à minéralisation relativement forte commençant à Salies, 50°8, et finissant à Marie-Thérèse, 32°; en général, d'autant plus excitantes que la température au griffon est plus élevée.

II. — Sources sulfatées à minéralisation faible : sources de Salut.

III. — Sources ferrugineuses froides : de la Ville, de Lavigne, Branhauban, Grand-Pré.

Elles ont loin d'avoir la fixité de composition de nos sulfatées calciques.

IV. — Source sulfurée sodique de Labassère.

On pourrait ajouter un dernier groupe produit par la réduction du sulfate :

Sources sulfurées calciques dites accidentelles ou plutôt légèrement sulfhydriques : Mora, la Tour.

Notons que Salut subit ce phénomène à certaines époques de l'année.

Les principaux établissements de la ville sont les Thermes et les Néo-Thermes.

Thermes. — Au premier étage, la *Reine* a cinq baignoires.

Au rez-de-chaussée, vous trouverez les bains de *Saint-Roch*, de la *Reine* et du *Dauphin* (la première à effets un peu moins excitants que les deux autres), les douches alimentées par ces deux dernières sources, et, enfin, le *vaporarium* dans lequel la vapeur est utilisée à une température élevée, 40 à 45°.

Au-dessus du vaporarium se trouve un vaste local affecté à la bibliothèque. Mes confrères et moi désirerions une appropriation médicale de ces vastes salles dans lesquelles on pourrait organiser à peu de frais l'emploi de la vapeur de nos sources à une température peu élevée et appropriée au traitement des maladies des voies respiratoires.

L'étage inférieur dit le *soubassement* contient nos bains les plus recherchés : les *Yeux*, le *Platane*, le *Foulon*, celui-ci utilisé sur le point même de son émergence.

Il contient aussi la buvette des *Yeux*, source à laquelle M. Wilmm a trouvé une composition un peu différente qui lui assurerait une action diurétique plus marquée.

Dans le pavillon attenant aux *Thermes* se trouvent les bains et les petites douches de Fontaine-Nouvelle, les bains de *Salies*, les bains de pieds, les salles de humage et de pulvérisation par les eaux de *Labassère* et de *Salies*. Un appareil ingénieux, construit sur les indications de M. Clément, permet de donner une forte pression.

A l'entrée, nous voyons les buvettes de la *Reine*, du *Dauphin* et de la *Rampe*. Celle-ci est la plus fréquentée des trois.

Le kiosque de *Salies* est élevé sur le griffon même de la

source qui est utilisée sur ce point en boisson et en gargarismes.

A quelques mètres, dans le petit établissement *Théas*, la source *Labassère* est employée en boisson en gargarismes et en bains.

Aux *Néothermes*, malheureusement inachevés, vous trouverez une fort belle piscine alimentée par l'eau de la *Tour* et du *Grand-Bain*, deux piscines moins grandes analogues à celles de Loèche, alimentées par *Salies*, celles-ci n'ont pas encore été livrées par l'architecte. Vous trouverez aussi deux salles de douches. La destination des autres pièces a été fixée d'après les indications du corps médical. Espérons que tous les aménagements seront bientôt achevés, et qu'avant la saison prochaine la médication par les bains prolongés aura pu être expérimentée.

Il me reste à aborder la partie la plus délicate de ma tâche, c'est-à-dire le côté clinique de la question.

Le plus ancien auteur qui ait, à ma connaissance, traité de nos eaux avec quelques détails, Pierre Fabre, écrivait en 1679 [1].

Nous traduisons son mauvais latin :

« En Bigorre, dans les montagnes des Pyrénées, se trouve un bourg vulgairement appelé Bagnères, sans doute parce que dans ce lieu sont de nombreux bains, d'où le nom de Bagnères qui lui est donné en français à cause des bains qu'il renferme. Car, on y trouve de nombreuses fontaines qui, par leurs eaux chaudes et tièdes, constituent des bains thermaux propres à guérir presque toutes les maladies, principalement les paralysies, les douleurs arthritiques et les coliques, les ictères, les catarrhes invétérés et rebelles, les douleurs de tête du mésentère du foie et les obstructures des reins, les ulcères cacoéthes et de nombreuses affections semblables de notre corps. »

Selon Fabre, on aurait employé les dépôts des eaux pour panser les ulcères.

Ce cadre est bien vaste, il renfermait les maladies traitées par nos eaux salines ; Fabre et ses successeurs jusqu'au commencement de ce siècle ne connaissaient ni nos sources ferrugineuses froides, ni l'eau sulfureuse de *Labassère*.

Il est bien difficile de limiter le champ d'application de notre

1. *Hydrographum spagyricum Petri Joannis Fabri*, p. 148-152.

station qui renferme des sources salines à température et à minéralisation variées, pouvant les unes calmer, les autres exciter l'organisme, une source sulfureuse, *Labassère*, et enfin des eaux ferrugineuses froides.

La question peut être ainsi divisée : Quels sont les malades qui viennent à Bagnères ?

Quels sont ceux qui devraient y venir ? c'est-à-dire quels sont les caractères dominants de notre station ?

Je ne dirai qu'un mot de nos eaux ferrugineuses froides, eaux modestes, facilement tolérées et qui rendent d'utiles services que l'on devine aisément dans la chlorose, l'anémie, etc.

Je ne m'étendrai pas longuement sur l'eau sulfureuse de *Labassère* employée en boisson, en gargarisme, en pulvérisation, en humage et en bains.

Mes confrères et moi n'avons ici ni l'intention, ni la prétention de faire avec cette eau froide excellente pour l'exportation, une concurrence d'ailleurs impossible aux stations nos voisines à la fois sulfureuses et thermales, mais nous ne pouvons toujours imposer nos formules au public, qui lui, nous impose quelquefois les siennes, et je suis obligé de constater le succès toujours croissant de la buvette et des bains sulfurés par l'eau de *Labassère*. Le nombre des baignoires a été augmenté, il est actuellement reconnu insuffisant.

Nous avons, ainsi que la plupart de nos confrères, peu de goût pour les médications compliquées. Dans le traitement des maladies des voies respiratoires (bronchite, asthme humide phtisie), *Labassère* convient aux strumeux à réaction faible, Salies donne de meilleurs résultats chez les arthritiques nerveux (asthme sec, phtisie érétique), et provoque très rarement l'hémoptysie. Néanmoins, il nous arrive souvent d'employer concurremment ces deux eaux en boisson, surtout chez les enfants (angine glanduleuse, catarrhe naso-pharyngien, otites consécutives, etc).

Les bains sulfureux sont ainsi constitués : on ajoute 30, 60, ou 90 litres d'eau sulfureuse dans un bain d'eau de *Théas*. Ces bains mixtes ont donné des résultats forts encourageants.

Beaucoup de malades viennent suivre cette médication mixte interne et externe, d'après les conseils de leur médecin.

Bagnères est encore ouvert alors que d'autres stations ont clôturé leur saison et vous pourrez voir un nombre respectable de malades payant ou indigents qui viennent se soumettre à la médication sulfureuse, attirés par la douceur du climat et le bon marché relatif de la vie dans notre ville.

Il est évident que nos eaux sulfatées calciques qui émergent de notre sol doivent fixer notre attention. Il importe surtout de développer leur emploi.

Elles sont toutes à des degrés divers diurétiques et laxatives, ce qui justifie leur emploi dans les maladies des voies urinaires, (catarrhe vésical, gravelle urique), dans les affections gastro-intestinales chroniques, les engorgements abdominaux, La température et la minéralisation jouent un rôle important, les sources les plus basses et les moins minéralisées, *Salut*, les *Yeux* exercent plutôt leur action sur les voies urinaires, tandis que *la Rampe* à 34°5 est manifestement laxative. Nous regrettons cependant l'ancienne source de *Lasserre* qui avait la même température et qui, nous l'espérons, n'est pas définitivement perdue.

Les sources chaudes, dont *Salies* est le type, agissent plus spécialement sur les voies respiratoires et la peau, elles sont données à dose altérante, et modifient plus intimément l'organisme, elles conviennent surtout aux angines, laryngites, bronchites des arthritiques qui souvent ne peuvent tolérer les eaux sulfureuses. Salies est administrée aux cardiaques avec un réel avantage ; astringente et chaude elle modifie les congestions et les granulations de la gorge, la leucorrhée et les granulations de l'utérus.

Salut est évidemment le type de nos eaux sédatives. Pour l'étude complète de ces sources, nous renvoyons à la thèse du Dr Cascua et à l'intéressante et courte monographie de M. le Dr Couzier.

Sédative de l'innervation et de la circulation, elle calme ou plutôt régularise l'élément nerveux ; car je l'ai vue souvent ramener la sensibilité chez les hystériques.

Elle est surtout antispasmodique à l'intérieur et à l'extérieur ; elle agit efficacement sur les gastralgies, sur les dyspepsies à forme hyperesthésique (dans celles surtout ou prédominent les vomissements), sur les migraines précédées ou accompagnées de phénomènes nerveux intenses.

L'action de lessivage qu'elle exerce sur les organes, sur le rein, notamment, nous la fait placer, pour le traitement des maladies urinaires, à côté d'*Évian*, de *Capvern*, de *Vittel* et de *Contrexeville*, et, à cet égard, nous lui assignerons une place entre Évian et Capvern, mais plus près de Capvern que d'Évian.

A l'extérieur, l'action calmante s'exerce communément dès le premier bain.

Un des phénomènes qui nous a paru avantageusement modifié, c'est le tremblement qui accompagne bon nombre de maladies nerveuses liées ou non à des lésions du système nerveux. Un de nos confrères nous rappelait tout dernièrement à Biarritz l'observation d'une jeune femme atteinte de mouvements choréiformes intenses qui empêchaient tout travail. Elle était aussi atteinte de métrorrhagies continuelles. Après avoir vainement essayé de pratiques hydrothérapiques habilement dirigées, elle avait obtenu sa guérison par les bains seuls de Salut.

L'usage de ces bains dans les névropathies générales, hystérie, chorée, hypochondrie, dans la goître exopthalmique, etc., est le plus souvent suivi des plus heureux effets. Les symptômes douloureux et spasmodiques des maladies qui s'accompagnent de lésions des centres nerveux sont eux aussi très avantageusement modifiés.

Ces bains sont encore très utiles dans les affections utérines accompagnées de troubles nerveux. Et ici permettez-moi de comparer l'action de Salut à celle de Saint-Sauveur. Ces deux sources sont calmantes et agissent favorablement sur l'état local ; mais Saint-Sauveur obtient ce résultat en modifiant plus profondément les tissus utérins, et, par suite, en supprimant les excitations qui en provenaient et qui développaient les désordres nerveux généraux. Salut apaise plutôt la surexcitation nerveuse.

Saint-Sauveur doit être préféré dans les affections utérines, où la névropathie est secondaire ; Salut, dans celles où les désordres nerveux dominent la scène, persistant après la guérison ou l'amélioration de l'état local.

Des malades atteintes de métrorrhagies, attribuées par des praticiens éminents à un trouble dans l'innervation vaso-motrice, ont été guéries par les bains de Salut.

Ces eaux renommées sont exploitées dans un local indigne d'elles, et cependant le débit total de ces sources (400,000 litres environ par vingt-quatre heures), la vogue méritée dont elles jouissent, permettraient de construire un établissement plus confortable, d'installer une piscine dans un endroit que la nature semble désigner, d'augmenter le nombre des baignoires, de donner, comme à Néris, des bains prolongés.

Les efforts des médecins de Bagnères pour obtenir ce résultat profitable aux intérêts des malades, avantageux pour notre ville, ont été vains jusqu'à ce jour. Nous demandons l'appui du Congrès pour que ceux qui ont en main ces richesses thermales veuillent sortir de leur incroyable apathie.

Les bains de Salut sont généralement contre-indiqués chez les personnes qui ont été atteintes de rhumatisme musculaire ou articulaire. La température de ces eaux n'explique pas complètement cette particularité, car le *Platane* et les *Yeux, Versailles, Grand-Pré,* non réchauffés, ont à peu près la même température que Salut et conviennent à ces rhumatisants nerveux chez lesquels les eaux de Salut ont échoué. Ces dernières réussissent cependant chez les arthritiques irritables, atteints de névralgies diverses, de gastralgie, de migraines; mais alors l'élément nerveux domine la scène.

ACTION DES EAUX SULFATÉES CALCIQUES PLUS FORTEMENT MINÉRALISÉES

Nous avons déjà signalé les effets diurétiques et laxatifs de ces eaux prises en boisson, ainsi que leur emploi dans les maladies urinaires, les affections gastro-intestinales, la pléthore abdominale les maladies des voies respiratoires, etc.

Il nous reste à examiner les effets des bains.

Dans certaines stations analogues à la nôtre, à Louèche, par exemple, on a pour ainsi dire confondu toutes les sources et on leur a donné une commune application. A Bagnères, c'est tout le contraire. On a particularisé et divisé à l'infini, surtout au temps où les propriétaires de bains étaient nombreux et croyaient avoir, chacun, une source supérieure à celle du voisin. L'exagération était évidente. Il y a cependant une part de vérité que nous avons souvent constatée à notre grand étonnement dans ces distinctions établies par la tradition. Ainsi *Saint-Roch* est renommé pour la surdité. (Bordeu rapporte des observations concluantes.) *Fontaine-Nouvelle* et *Salies* pour le traitement des plaies anciennes et des ulcères. La source momentanément perdue de la *Gutière* rendait aussi de réels services dans les paralysies.

Toutes ces eaux ont une action sédative secondaire; mais l'action excitante initiale est d'autant plus marquée que l'eau sort du griffon à une température plus élevée.

Je n'ai pas à vous décrire les symptômes de cette excitation thermale, qui se manifeste quelquefois par des éruptions cutanées.

Il est des malades éminemment nerveux qui ne peuvent tolérer les eaux de Salut : d'autres supportent, sans la moindre réaction, nos eaux les plus fortes. Nous commençons souvent par prescrire les sources peu excitantes ou même sédatives pour arriver graduellement à l'emploi des sources les plus énergiques.

Les bains de *Platane*, des *Yeux*, de *Foulon*, de *Grand-Pré*, de *Versailles*, de *Petit-Barèges* ont, au début, une action excitante nulle ou peu marquée, et répondent à peu près aux mêmes indications que Salut, mais l'action de ces bains est plus tonique et plus profonde. Ces eaux, plus minéralisées, modifieront mieux la leucorrhée, les lésions utérines. (Il importe cependant que le traitement habituel de ces lésions ait donné, avant la cure thermale, les résultats qu'on était en droit d'attendre.)

Je ne puis passer sous silence l'efficacité de *Foulon* dans le traitement du rhumatisme viscéral et nerveux, dans certaines formes de la goutte et dans les diverses dermatoses, surtout chez les arthritiques.

Les autres sources, la *Reine*, le *Dauphin*, *Salies*, et leurs similaires, *Cazaux*, s'adressent sur tout aux malades anémiques ou rhumatisants à fibre molle à réaction faible.

A Bagnères, comme dans beaucoup de stations, les diverses formes du rhumatisme forment le contingent le plus élevé de nos hôtes. Bon nombre de rhumatismes ne demandent qu'une thermalité élevée, des douches suffisantes, des bains de vapeur. Les pratiques adjuvantes, telles que le massage, devraient être plus souvent employées dans notre médication.

Vous apercevrez encore quelques malades qui suivent une cure. La plupart d'entre eux sont des *couyès*, c'est-à-dire des ouvriers des champs exposés aux intempéries, en proie aux privations et à la misère. Très peu nerveux, en général, mais atteints de rhumatismes, d'anémie et faiblesse générale, de bronchite ou d'atonie des organes digestifs.

Aux bains et aux douches d'eau minérale ou de vapeur nous

pouvons associer les boissons de Salut, de Labassère et de Salies pour ces bronchites et ces dyspepsies torpides ; l'eau de la Rampe pour combattre la constipation qui a souvent résisté à des moyens plus énergiques, nos eaux ferrugineuses contre l'anémie.

Je crois avoir indiqué la plupart des maladies pour lesquelles on vient chercher à Bagnères la guérison ou le soulagement. Elles sont nombreuses et variées ; il est par conséquent bien difficile, d'après cette sorte d'inventaire, de donner des indications bien précises et établir une spécialisation.

Quelles sont les maladies ou les états morbides que nous devons traiter ?

Salut, par ses propriétés sédatives, convient dans les cas où l'excitabilité nerveuse est accentuée, dans les dyspepsies, les migraines, les névropathies générales, la gravelle urique, et dans les maladies utérines accompagnées de troubles nerveux.

Mêmes indications pour nos sources à température peu élevée, auxquelles doivent s'adresser les rhumatismes viscéraux et les dermatoses.

Aux autres sources salines à température élevée revient le traitement des états asthémiques et lymphatiques, des diverses formes du rhumatisme chronique et subaigu et des dermatoses. A ce propos, nous espérons qu'on réalisera à très bref délai la médication de Louèche par les bains prolongés.

La médication dirigée contre l'arthritisme doit être la médication dominante.

Comme adjuvante et à un second plan, nous placerons la médication par l'eau sulfurée sodique de Labassère, par les sulfhydriques et par nos ferrugineuses froides.

Ces explications, trop longues à mon gré et très certainement au vôtre, sont bien incomplètes, je le reconnais, pour vous faire connaître et apprécier notre station. Mes confrères et moi nous nous tiendrons demain à votre disposition pour suppléer à l'insuffisance de cette note. Dans l'intérêt de Bagnères-de-Bigorre nous vous remercions d'avance de vos conseils et de vos critiques.

Toulouse, imprimerie Douladoure-Privat, rue Saint-Rome, 39. — 3290

www.ingramcontent.com/pod-product-compliance
Ingram Content Group UK Ltd.
Pitfield, Milton Keynes, MK11 3LW, UK
UKHW022249070726
13613UKWH00005B/2194